Índice
1. Introducción. 1
2. Consideraciones iniciales 2

1. Introducción.

Origen de la infección por VIH en humanosUn breve historia de los retrovirus

El primer miembro de los Retrovirus fue inicialmente descrito en 1911 por Rous como un agente filtrable, más pequeño que una bacteria, capaz de transmitir la producción de tumores en pollos: el virus del Sarcoma de Rous. Posteriormente en 1970 Howard Temin y David Baltimore[1,2] realizaron independientemente el descubrimiento central del mecanismo de retrotranscripción. La caracterización de esta nueva enzima, la retrotranscriptasa (RT) que permitía sintetizar ADN a partir de ARN, cuestionaba el dogma prevalente hasta el momento en la biología molecular que establecía que la expresión del gen siempre se realizaba en el sentido ADN→ARN→Proteína. La RT explicaba por qué esta creciente familia de virus ARN podía convertir su genoma en ADN e integrarlo como un gen más en el cromosoma de la célula infectada. Ahora sabemos que este mecanismo ha sido compartido a lo largo de la evolución por diferentes retrovirus y otros retroelementos de tal forma que en la actualidad más del 10% del genoma humano tiene este origen. En los años posteriores se describieron numerosos agentes retrovirales relacionados en su mayoría con tumores en aves y ratones. En 1980 Robert Gallo y su grupo, en plena expansión de las teorías del origen vírico de los tumores, descubren el primer retrovirus humano, el HTLV-I, un agente relacionado inicialmente con leucemia de células T y posteriormente con un cuadro neurológico conocido como paraparesia espástica tropical. Este mismo grupo describiría al año siguiente otro agente, el HTLV-II, relacionado esta vez con una rara leucemia de células peludas. Este acontecimeinto es doblemente relevante en la historia del VIH y el sida, porque si bien la investigación sobre los retrovirus humanos eataba ya plenamente establecida, precisamente el hecho de que se trataran en su mayoría de virus oncogénicos fue motivo de confusión inicial en la interpretación de la patogenia de la infección por VIH, un retrovirus cuya caracteristica principal es la destrucción del linfocito T CD4+, y no la transformación e inmortalización celular. El VIH se descubrió en 1983, a los dos años de la comunicación de los primeros casos de sida, por el grupo de Françoise Barré-Sinoussi y Luc Montagnier en el Insituto Pasteur de París[3] y posteriormente en 1984 por el propio grupo de Robert Gallo en el Instituto Nacional de Cancer en Bethesda, EE.UU.[4]. Después de una importante polémica sobre la autoría del descubrimiento, y la diferente nomenclatura propuesta por cada unos de los laboratorios, en 1986 se acordó la denominación de virus de la inmunodeficiencia humana.

Origen del virus de la inmunodeficiencia humana

El VIH pertenece a la familia de los *lentivirus* y se clasifica en dos tipos: VIH-1 y VIH-2 que tienen un 40-50% de homología genética y una organización genómica similar (fig. 1). El VIH-1 es el causante de la pandemia mundial de sida mientras que el VIH-2, aunque también puede producir sida, se considera menos patogénico y menos transmisible. El VIH-2 se encuentra confinado principalmente a zonas del África occidental, aunque se han detectado algunos casos en Europa y EE.UU. Tanto el VIH-1 como el VIH-2 provienen de diferentes saltos inter-especie de virus que infectan en la naturaleza a poblaciones de simios en África. El VIH-2 está muy cercano filogenéticamente al SIVsm, virus de la inmunodeficiencia del *Sooty mangabey*, una variedad de mono muy frecuente en Africa occidental. El origen del VIH-1ha sido mucho más laborioso de esclarecer ya que proviene del agente que infecta en la naturaleza a la variedad de chimpancé *Pan troglodytes troglodytes* que habita en zonas poco accesibles del sur de Camerún (SIVcpz*Ptt*)[5,6]. Las cepas del VIH-1 se han clasificado en tres grandes grupos según su homología genética y se piensa que representan diferentes episodios de salto inter-especies. Estos son el grupo M (*main* o principal), el grupo O (*outlier*), y el grupo N (no M, no O). El grupo M se ha dividido en 9 subtipos (A, B, C, D, F, G, H, J, K) y en cepas recombinantes entre ellos, denominados CRF (formas recombinantes circulantes). Los CRF se forman por recombinación de fragmentos genómicos de distintos subtipos. Actualmente se han descrito más de 30 CRF y su número se incrementa constantemente.

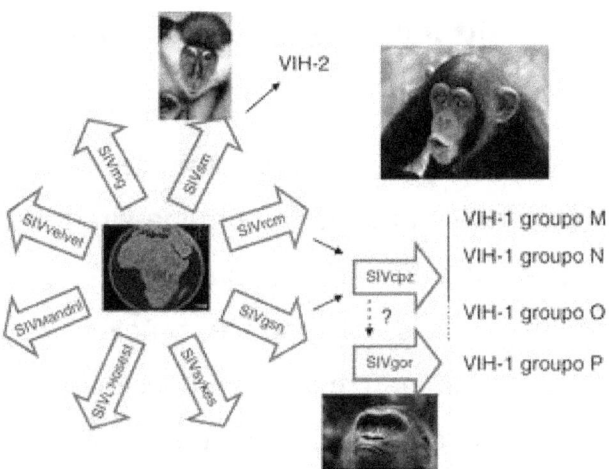

Figura 1.

En África se han descrito más de 30 especies de monos infectados naturalmente con variedades de virus de la inmunodeficiencia del simio (SIV). El que infecta al *Sooty mangabey* (SIVsm) es el origen del VIH-2 en humanos. El VIH-1 grupo M procede del virus (SIVcpz-ptt) que infecta a una de las 4 variedades de chimpancé (*Pan troglodytes troglodytes*) que habita en bosques del sur de Camerún. El ancestro del VIH-1 grupo N también se ha encontrado en chimpancés de esa misma zona. El origen del grupo O está menos claro, ya que hasta el momento no se ha relacionado con ningún aislamiento en chimpancé y parece más relacionado con el SIVgor que infecta a poblaciones de gorila. Recientemente se ha identificado la infección en humanos por un VIH-1 más cercano que el grupo O al SIVgor y se ha propuesto la denominación de grupo P.

(0,27MB).

¿Cuál ha sido la vía de diseminación más probable del VIH-1 desde los reservorios naturales?

Por medio del estudio evolutivo de secuencias se piensa que el SIVcpz pasó del chimpancé a la especie humana alrededor de 1900. El mecanismo de exposición más probable ha sido la caza y el consumo de carne de chimpancé, práctica muy popular en la zona donde se han descrito infecciones en humanos de agentes que son característicos de simios como SFV (Espumavirus de simio) y nuevas variedades de HTLV[7]; estos virus no tienen potencial patogénico aparente pero son marcadores de la transmisión de agentes entre simios y humanos. La infección en humanos por el VIH-1 probablemente se mantuvo inicialmente limitada a pequeños grupos de población hasta que alcanzó, seguramente a través del Río Congo, un núcleo urbano en rápida expansión como era la ciudad de Kinshasa alrededor de 1930-40[8]. En esta ciudad existe la mayor variedad de cepas y los indicios de la divergencia del virus en una nueva especie, los humanos, en lo que hoy conocemos como subtipos. A partir de este punto el VIH se diseminó por el continente por contacto sexual, y muy probablemente por prácticas sanitarias con material contaminado, hasta que se introdujo en el mundo desarrollado durante los años setenta, causando los primeros casos de sida detectados inicialmente en EE.UU. a principios de los ochenta. El VIH-1 grupo M es el reponsable principal de la pandemia de sida. Dentro de este grupo, las cepas del subtipo B predominan en Europa y América y son poco frecuentes en África. Este hecho es todavía motivo de discusión aunque la explicación más probable es que el VIH-1 subtipo B entrase en EE.UU, y posteriormente en los países desarrollados, vía Haití. De nuevo el estudio evolutivo de las secuencias nos da la clave: los aislamientos de VIH-1 en Haití durante los años ochenta son las secuencias ancestrales del subtipo B y han dado lugar a los primeros aislamientos en EE.UU. y posterioremente en Europa, Australia y Japón. En el Congo pos-colonial francófono está confirmada la presencia de nativos de Haití en tareas de cooperación sanitaria y educación. La hipótesis más probable es que durante los años sesenta unos pocos individuos, incluso un solo individuo, de Haití llevase una variedad muy particular de VIH-1, el subtipo B, desde Congo hasta Haití donde se expandió e introdujo en EE.UU. a finales de los años sesenta, dando lugar a una rapidísima diseminación[9]. Actualmente, y en relación principalmente con la inmigraciónal, al menos el 25% de las nuevas infecciones en Europa se producen por variantes no-B procedentes de África y Asia, siendo los subtipos A, C y los recombinantes CRF01_AE y CRF02_AG las variantes más frecuentes (fig. 2). Los virus N y O, han pasado también a la especie humana pero no han tenido diseminación epidémica y han dado solo lugar a unos pocos casos de infección en humanos detectados principalmente en África occidental. Recientemente se ha descrito un cuarto grupo de VIH-1, denominado "P". Este virus está más cercano filogenéticamente al SIVgor que infecta al gorila occidental (*Gorilla gorilla*) habitante de las mismas áreas donde se han identificado chimpancés infectados con los ancestros del grupo M y N[10]. Las vías de la trasmisión entre chimpaces y gorilas del ancestro del grupo P, y posiblemente del O, no están totalmente aclaradas.

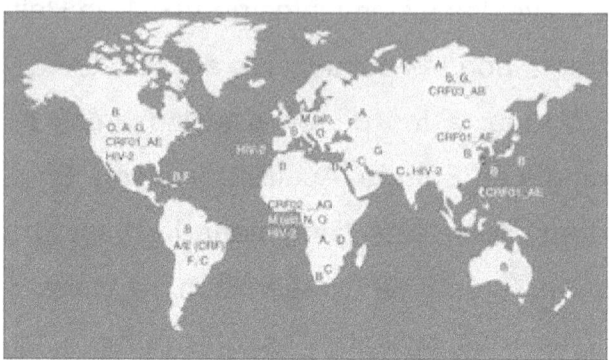

Figura 2.

Distribución geográfica de la diversidad de VIH-1 (subtipos del Grupo M) y VIH2.

(0,24MB).

En España, al igual que en el resto de Europa y América, predomina el subtipo B, aunque se está observando una circulación creciente de subtipos no-B en los últimos años, principalmente los subtipos G y el CRF02_AG, encontrados sobre todo en pacientes procedentes de África occidental aunque, como en la mayoría de los paises esuropeos, se han descrito casos de todos los subtipos en población no inmigrante (fig. 2).

Características estructurales del VIHLa envoltura del VIH

El VIH-1 tiene forma de esfera con un diámetro de 100-120nm. Al igual que en todos los virus envueltos, la envoltura consiste en una bicapa lipídica tomada de la membrana de la célula humana durante el proceso de gemación de nuevas partículas. En esta envoltura se encuentran presentes algunas proteínas de la célula huésped y muy significativamente Env, la glicoproteina de envoltura del VIH. Env se encuentra anclada en la membrana y consiste en un hetero-trímero formado por tres moléculas llamadas glicoproteína 120 (gp120), en la zona más externa, y un tronco de una estructura transmembrana que consta a su vez de tres moléculas llamadas glucoproteína 41 (gp41) (fig. 3). La estructura y funcionalidad de Env son claves para entender aspectos importantes de la biología del VIH-1, tales como la interacción con receptores celulares (tropismo) y la evasión inmune. Cada partícula de VIH-1 tiene una cantidad de estas estructuras de Env (*spikes*) relativamente pequeña: 14±7[11], a lo que se añade su fragilidad al ser la unión entre gp120 y gp41 no-covalente. Este factor probablemente es responsable de la fragilidad y corta infectividad de las partículas de VIH-1 ya que la mayoría de los *spikes* no son funcionales. No obstante, el diseño de la envuelta encierra algunas ventajas biológicas muy especiales de tal forma que precisamente Env es en gran parte responsable de que todavía no exista una vacuna protectora frente a la infección por VIH-1. Los factores relacionados con la dificultad de neutralizar la infección por VIH-1 están directamente relacionados con Env: 1) gran variabilidad de la envoltura con

5 regiones hipervariables en la zona más externa de gp120, (2) alto nivel de glicosilación de Env con más del 50% de su masa en azúcares (N-glicosilación), que impide la unión de anticuerpos (escudo de glicanos)[12], y 3) enmascaramiento conformacional[13], término que describe el que una de las zonas más vulnerables de Env, el sitio de unión con los co-receptores (CCR5 ó CXCR4), no existe hasta que se organiza espacialmente después del cambio en la conformación de gp120 inducido por la interacción con CD4, y es por tanto muy poco susceptible a la neutralización mediada por anticuerpos (fig. 4).

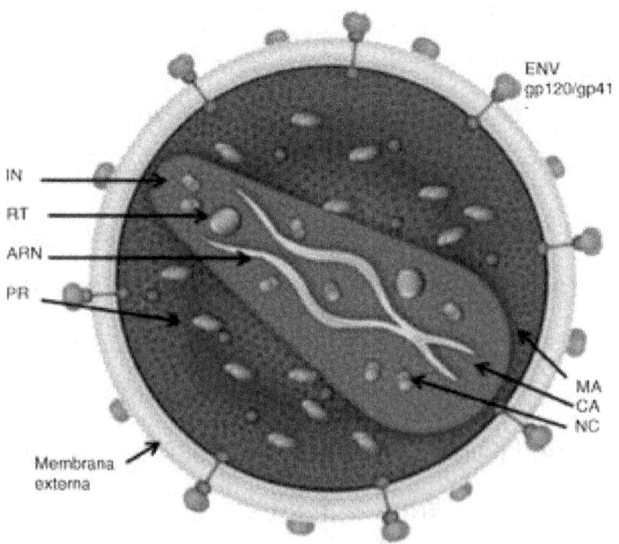

Figura 3.

Esquema general de la estructura de la partícula de VIH-1. ENV: Envoltura, MA: Matriz, CA: Cápside, NC: Nucleocápside, IN: Integrasa, RT: Retrotranscriptasa, PR, Proteasa, ARN: Genoma del virusAunque el número de spikes de Env (gp120/gp41) que puede recubrir una partícula de 100-120nm es de más de 70, las estimaciones más recientes indican que este número es mucho más bajo con una media de 14 *spikes* por virión.

(0,35MB).

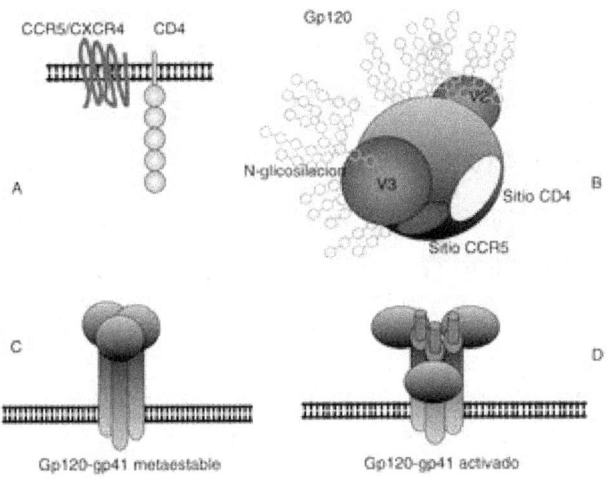

Figura 4.

La estructura principal de la envoltura del VIH consiste en un trímero de gp120 y gp41 anclado en la membrana externa (C). Gp120 interacciona con las moléculas CD4 y CCR5 o CXCR4 (B) y se produce un cambio conformacional secuencial que activa los dominios fusogénicos de gp41 que median la fusión entre las membranas del virus y la célula (D). La subunidad gp120 presenta en el exterior zonas hipervariables y una abundante glicosilación que dificulta la neutralización por anticuerpos. La zona responsable del reconocimiento de CD4 es poco accesible así como la zona de unión al co-receptor CCR5 o CXCR4 que solo se constituye espacialmente después de la interacción con CD4 (B).

(0,32MB).

Otras proteínas del VIH

El gen *gag* codifica las principales proteínas estructurales: la proteína de matriz p17, anclada en el interior de la membrana y la proteína de la cápside p24, que forma por polimerización una estructura nuclear cónica que contiene en su interior un complejo proteína-ácido nucleico formado por dos copias del ARN genómico del VIH-1, la nucleoproteína p7 y la transcriptasa inversa p66 (RT). El gen *pol* codifica los tres enzimas necesarios para el ciclo infectivo del virus: la proteasa (PR), la transcriptasa inversa (RT) y la integrasa (IN) (fig. 5). Además, el VIH-1 contiene otros seis genes denominados inicialmente accesorios: *tat, rev, nef, vif, vpu* y *vpr*, que dan lugar a sus correspondientes proteínas con un papel muy importante en el ciclo biológico del virus (tabla 1).

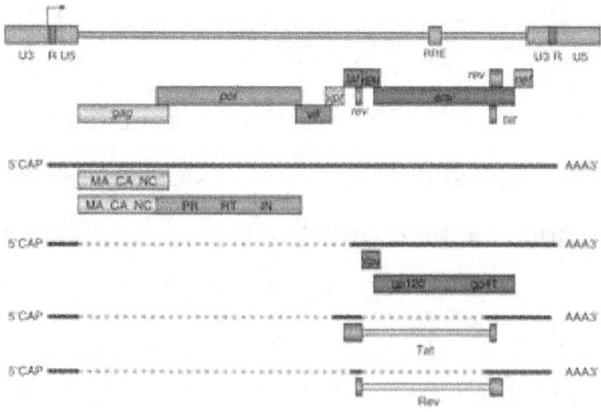

Figura 5.

Organización del genoma de VIH-1. En la forma proviral el virus integrado esta flanqueado por las regiones terminales repetidas (LTR) compuestas or las regiones U3, R y U5. El LTR 5¿controla la expresión de los genes estructurales: gag, pol y env, y los accesorios: tat, rev, nef, vif, vpu y vpr. MA: Matriz, CA: Cápside, NC: Nucleocápside, IN: Integrasa, RT: Retrotranscriptasa, PR: Proteasa. Los 9 genes de VIH-1 se expresan por medio de diferentes mensajeros a partir del provirus (ADN) integrado. Los ARN más largos son exportados al citoplasma por un mecanismo Rev-dependiente y constituyen el genoma de nuevas partículas o son traducidos a las proteínas estructurales Gag, Pol y Env. Las proteínas reguladoras o accesorias son producto de extenso procesamiento (*splicing*) del ARN en el núcleo donde se producen hasta 7 versiones diferentes del ARN transcrito.

(0,32MB).

Tabla 1.

Tamaño, localización y función de las proteínas que codifican los 9 genes de VIH-1.

Nombre	Tamaño	Función	Localización
Gag			
MA	p17	Anclaje de la membrana Trasporte al núcleo	Virión

Nombre	Tamaño	Función	Localización
CA	p24	Cápside	Virión
NC	p7	Nucleocápside, unión a ARN	Virión
	p6	Unión a Vpr	Virión
Pol			
PR	p15	Corte de Gag/Pol y maduración	Virión
RT	p66,p51	Retrotranscripción y actividad ARNsa H (p15)	Virión
IN	p31	Integración del Provirus	Virión
Env	gp120/gp41	Glicoproteína de envoltura, Unión a CD4 y co-receptores	Membrana externa del virión
Tat	p16/p14	Transactivador transcripcional	Núcleo y nucleolo
Rev	p19	Transporte de ARN fuera del núcleo	Vehículo nucleolo-citoplasma

Nombre	Tamaño	Función	Localización
Vif	p23	Infectividad (anula A3G)	Citoplasma y virión
Vpr	p10-15	Transporte nuclear, estabiliza ciclo celular en G2/M	Virión
Vpu	p16	Liberación de partículas en la membrana (anula Tetherin)	Membrana
Nef	p27-25	Inhibe la expresión de CD4 y HLA clase I	Membrana y citoplasma

CA: cápside; IN: integrasa; MA: matriz; NC: nucelocápside; PR: proteasa; RT: retrotranscriptasa.

Tat y Rev son proteínas reguladoras que se acumulan en el núcleo y se unen a regiones específicas del ARN viral: TAR y RRE respectivamente. La proteína Tat es un potente activador de la transcripción y es esencial para la replicación del virus. Rev es un factor de exportación nuclear que facilita la salida al citoplasma de los ARN mensajeros largos antes de ser procesados en el núcleo y permite así la traducción y expresión de las proteínas estructurales.

La proteína Nef ha sido motivo de numerosas investigaciones ya que participa en funciones diversas. Nef induce regulación negativa de CD4 y moléculas HLA de clase I en la superficie de las células infectadas[14], lo que puede representar un mecanismo de escape importante al evadir un ataque mediado por linfocitos CD8 + citotóxicos. Nef también parece interferir con la activación del linfocito T al unirse a varias proteínas que intervienen en las vías de transducción de señales intracelulares. Vpr es importante para el transporte al núcleo del complejo viral pre-integración, inmediatamente después de la entrada del virus a la célula lo que permite al VIH-1, a diferencia de la mayoría de los retrovirus, infectar células que no estén activamente dividiéndose.

y algunos antídotos: El papel principal de Vif ha quedado claro que consiste en interaccionar con una proteína de defensa antiviral en la célula humana llamada APOBEC3G (A3G)[15]. Vif interfiere con la actividad de A3G, anulando su efecto antiviral y favoreciendo la replicación del VIH. A3G era una proteína conocida pero su función no estaba clara. Este tipo de moléculas celulares con efecto antiviral se conoce como "factores de restricción" y parecen constituir un nuevo sistema de defensa intracelular frente a diferentes agentes virales. A3G es un deoxi-citidina deaminasa que actúa sobre el ADN recién sintetizado por retro-transcripción y modifica así las citosinas en uracilos. Estos cambios C por U tiene como resultado bien la destrucción de la cadena por el enzima UNG (solo se permite U en cadenas de ARN) o si la cadena escapa a la destrucción se produciría el cambio paulatino de residuos G por A (hipermutación) con la consiguiente acumulación de mutaciones. El estudio de esta interacción puede servir como una nueva diana para los fármacos antivirales. Recientemente se ha descrito que Vpu, otra de estas llamadas proteínas accesorias, tiene, al igual que Vif, la función de interferir con un nuevo factor de restricción denominado *Tetherin* y que tiene como mecanismo antiviral la misión de impedir la liberación de partículas de la membrana celular[16].

Entrada, tropismo y ciclo infectivo

Desde el la descripción de los primeros casos de sida en EE.UU., y muy rápidamente en Europa y resto del mundo, fue muy llamativa la intensa depleción de linfocitos T CD4+ que presentaban los pacientes. Es precisamente esta la célula diana principal del virus y expresa en la superficie los dos receptores necesarios para la entrada: la propia molécula CD4 y un receptor de quimiocinas, generalmente CCR5 en las primeras fases de la infección. En algunos pacientes el virus puede utilizar un receptor alternativo CXCR4 en fases avanzadas de su evolución, en lo que se conoce como cambio de tropismo. La molécula gp120 experimenta un cambio conformacional al interaccionar con CD4 y se produce entonces una segunda interacción con el receptor de quimiocinas CCR5 o CXCR4. Este doble reconocimiento de receptores induce la exposición de la zona fusogénica amino-terminal de gp41, el otro componente de la envoltura, que permite la fusión de las membranas viral con la celular y la entrada de la partícula.

Aunque CD4 fue rápidamente identificado en 1984 como un receptor necesario para la entrada de VIH en la célula humana[17] y existía la evidencia de que se necesitaban moléculas alternativas para completar la infección, la caracterización de los co-receptores CXCR4 y CCR5 se prolongó 12 años más a pesar del esfuerzo de un buen número de laboratorios[18,19]. CCR5 es el co-receptor utilizado por las cepas de VIH que se transmiten e inician la infección en la práctica totalidad de los casos[20–22]. Estas cepas con tropismo por CCR5 (R5 trópicas) se mantienen detectables a lo largo de la evolución de aproximadamente la mitad de los pacientes infectados[22]. En el resto, y coincidiendo con fases avanzadas de la enfermedad, se detectan variantes que utilizan el co-receptor CXCR4 (X4 trópicas), existiendo también cepas duales que pueden utilizar los dos receptores[23]. Este patrón temporal en el tropismo de VIH por los dos co-receptores sigue siendo un enigma y desconocemos en su mayor parte por qué la infección comienza invariablemente por cepas R5 y cuáles son los factores determinantes del cambio de tropismo en gran parte de los pacientes infectados. En cambio las bases moleculares que determinan el tropismo se conocen con bastante detalle. La utilización de CCR5 o CXCR4 depende fundamentalmente de la secuencia de la tercera región variable de la envuelta, V3, y dentro de esta de los aminoácidos en las posiciones 11 y 25[24,25] donde la incorporación de aminoácidos básicos, como R o H, determinaría el tropismo X4. Recientemente se han identificado cambios fuera de estas regiones, en V2 e incluso en gp41, que podrían jugar un papel menor en la utilización de los co-receptores[26]. El hecho de que un pequeño número de cambios determine el tropismo podría anticipar un rápido cambio hacia la utilización de una molécula mucho más abundante como es CXCR4. Esto contrasta con la evidencia de que el cambio de tropismo se produce solo en fases avanzadas y no en todos los pacientes. La sustitución de cepas R5 por cepas X4 está claramente relacionada con progresión de la enfermedad y el debate continúa sobre si la emergencia de cepas que utilizan CXCR4 es causa o más bien consecuencia o de la inmunodeficiencia[27]. El tropismo parece no afectar al tratamiento aunque la existencia de cepas X4 se relacionan significativamente con menores cifras de CD4 y eventos clínicos relacionados con sida[27] Parece claro que biológicamente las cepas X4 tienen alguna limitación selectiva para transmitirse y replicarse en el contexto de un sistema inmunológico competente[28]. Algo de luz sobre este fenómeno puede venir de la virología comparada. Los lentivirus de primates parecen tener exclusivamente tropismo R5[29] y de hecho la aparición de cepas X4 parece ser más frecuentes en VIH subtipos B y D que en otros subtipos[30,31]. Se han caracterizado algunas cepas con muy baja afinidad por CD4 e incluso CD4 independientes pero que siguen reconociendo CCR5[32], estas cepas CD4 independientes parecen ser mas vulnerables a la neutralización por anticuerpos al igual que ocurre en las cepas X4, lo que podría explicar en parte su ausencia en infección primaria[29,33]. Todo esto induce a pensar que CCR5 es el receptor principal de lentivirus de primates, incluyendo VIH, y ayudaría a entender por qué el cambio de tropismo hacia X4 no es un fenómeno generalizado y no constituye el mecanismo principal de desarrollo de resistencias a antagonistas de CCR5. Una interesante observación, que apoya la idea de que las cepas con tropismo X4 tienen alguna desventaja selectiva en relación a las R5 se ha realizado en algunos pacientes en tratamiento con MVC. Estos pacientes que presentaban inicialmente cepas mayoritariamente R5 pero durante el tratamiento seleccionaban variantes minoritarias X4 pre-existentes, al suspender la administración de MVC las cepas R5 de nuevo recuperaban su presencia mayoritaria[34].

La primera partícula

El VIH-1 se transmite principalmente por contacto sexual a través de la gran concentración de partículas en semen y fluidos genitales. Existe un gran interés en aclarar los mecanismos que determinan la transmisión del virus en la superficie de las mucosas genitales. Sin embargo este acontecimiento ha sido muy difícil de estudiar ya que la infección es prácticamente imposible de detectar hasta por lo menos 1-2 semanas después de la primoinfección. A través del seguimiento y la obtención de muestras periódicas de cohortes de parejas discordantes principalmente en África, se ha podido disponer de muestras clínicas de infecciones en momentos muy recientes. Algunos grupos han estudiado estas muestras mediante técnicas de secuenciación clonal, es decir secuenciando por dilución límite genomas de partículas individuales de VIH-1. Por medio del estudio de secuenciación clonal se puede establecer de manera mucho más precisa la evolución de las secuencias circulantes y, si se dispone de muestras en fases muy tempranas, es posible reconstruir la evolución de las secuencias retrospectivamente y llegar a identificar las secuencias fundadoras que representarían las partículas que se han transmitido e iniciado la infección. Varios trabajos principalmente del grupo de George Shaw en la Universidad de Alabama en Birmingham[35,36] han confirmado que la primoinfección se produce a expensas de una sola partícula (secuencia) en más del 80% de los casos estudiados, siendo el resto producidos por un número muy reducido de secuencias. El origen monoclonal u oligoclonal de la infección por VIH-1 es coherente con el riesgo estimado de transmisión por contacto heterosexual que se ha estimado en 1/200-300 y ha estimulado el interés por encontrar las propiedades especiales de esas partículas para la transmisión. Hasta el momento solo se ha encontrado el tropismo R5 como característica uniforme. Utilizando el mismo abordaje experimental se ha encontrado recientemente una mayor frecuencia de transmisones múltiples en varones homosexuales recientemente infectados[37] (36% con más de una cepa fundadora versus 19% en heterosexuales) lo que de nuevo podría ser compatible con un mayor riesgo de infección en relación con el sexo anal y un mayor reto para la protección de una vacuna.

Replicación y variabilidad

Una de las características de la replicación de los retrovirus y en particular del VIH-1 es su gran capacidad de variabilidad. El proceso de retrotranscripción tiene una relativa alta tasa de error (1 de cada 10^4 nucleótidos) a lo que se añade la facilidad para la recombinación de fragmentos genómicos si varías partículas infectan la misma célula. Si consideramos que en un paciente infectado se producen 10^{10}-10^{12} partículas diarias, las posibilidades de que ocurra un cambio en una posición determinada son muy altas[38,39]. El VIH-1 se caracteriza por una elevada heterogeneidad genética lo que favorece que en la población de virus de un mismo individuo existan genomas relacionados entre sí, pero no idénticos y que se conocen como cuasiespecies víricas. Evolutivamente, la existencia de cuasiespecies es la consecuencia del proceso continuo de mutación, competición y selección de los genomas mejor adaptados a las condiciones que rodean al virus como puede ser la presión selectiva ejercida por el sistema inmune o la presencia de fármacos[40,41]. En teoría, todas estas variantes circulantes pueden integrarse en forma de provirus en las células y estar representadas en el reservorio de células latentemente infectadas. Si alguno de estos cambios confiere una ventaja selectiva como por ejemplo evasión de respuesta inmune o resistencia a los antirretrovirales, esta secuencia tendría selección positiva. Este fenómeno de hecho ocurre constántemente y es una de las mayores dificultades con las que se enfrenta nuestro sistema inmunológico y el diseño de estrategias antivirales como vacunas o fármacos.

Latencia celular y viremia residual Reservorios de VIH

El grupo de Robert Siliciano, Universidad Johns Hopkins, Baltimore, se ha distinguido por establecer la mayor parte de nuestro conocimiento del reservorio viral en la infección por VIH. El linfocito T CD4+ infectado se destruye en 24 horas al completar el virus un ciclo infeccioso, sin embargo unas pocas células infectadas no son destruidas y pueden revertir al estado quiescente después de la infección albergando al virus latente durante periodos muy prolongados, en lo que se conoce como reservorio. El reservorio celular latente de VIH-1 consiste principalmente en linfocitos T CD4+ memoria en estado de reposo. Utilizando técnicas muy precisas de PCR y cultivo se ha detectado VIH-1 integrado en $1/10^{3-4}$ CD4+ memoria circulantes aunque en muchas de estas células el virus podría no ser viable ya que la proporción de reservorio con potencial de reactivación ex vivo se ha estimado en $\leq 1/10^6$ de estas células[42,43]. Este reservorio de células latentemente infectadas tiene una vida media de más de 4 años y es el obstáculo principal para la erradicación del virus. La infección por VIH es intrínsecamente incurable con antirretrovirales porque, aunque sea posible frenar completamente la replicación del virus durante largos periodos, al suspender el tratamiento se reinicia la replicación a expensas de este reservorio. Debido a las limitaciones técnicas para trabajar con cantidades tan pequeñas de células infectadas, prácticamente toda la información sobre latencia se refiere a sangre periférica y no podemos excluir la posibilidad de la existencia de algún reservorio latente en otras localizaciones no accesibles de momento a estudio experimental. Una de las posibilidades es que se trate de una célula con características de célula madre con vida larga y capacidad de auto-renovación[44].

Viremia residual

Caracterizar los mecanismos implicados en el mantenimiento del reservorio celular es un objetivo de la mayor importancia. Las tres hipótesis que se invocan no son completamente excluyentes: 1) Larga vida media de las células laténtemente infectadas, 2) Proliferación y expansión de algunas células del reservorio y 3) Persistencia de ciclos de replicación de muy bajo nivel. Mediante técnicas especiales capaces de detectar una sola copia de ARN de VIH-1ha sido posible comprobar que en la mayoría de los pacientes en tratamiento y con carga viral plasmática estándar indetectable (<50 copias/ml) existe una muy pequeña cantidad de partículas circulantes, generalmente 3-15 copias/ml, denominada viremia residual. Determinar el origen de esta viremia residual es clave, ya que si se tratase de partículas provenientes de ciclos de replicación no controlados sería esperable la evolución de secuencias y la emergencia de mutantes resistentes. La mayor parte de las evidencias experimentales indican más bien que está viremia residual es el producto de la liberación de partículas de forma estocástica por un pequeño número de células latentemente infectadas (fig. 6). La presencia de concentraciones efectivas de anti-retrovirales impediría que infectasen nuevas células susceptibles. Las dos evidencias principales que soportan está hipótesis son: 1) El análisis de las secuencias de la viremia residual a lo largo del tiempo no muestra un patrón de evolución temporal ni la selección positiva de nuevas mutaciones de resistencia y es más bien representativa de secuencias ancestrales presentes en el reservorio celular[45,46] y 2) la intensificación del tratamiento anti-retroviral añadiendo nuevos compuestos no parece modificar el nivel de la viremia residual en la mayoría de los estudios realizados[47–49]. Es bastante razonable pensar que el tratamiento de combinación actual suprime completamente la replicación y la evolución del VIH y por tanto, en ausencia de toxicidad, los pacientes podrían mantenerse controlados virológicamente por tiempo indefinido.

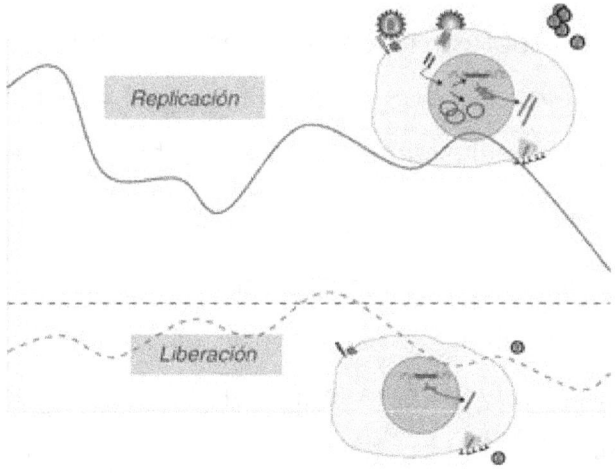

Figura 6.

Viremia residual. La viremia de VIH-1 superior a 50 copias/mL de plasma es el producto de ciclos replicativos de partículas que infectan células susceptibles. En pacientes en tratamiento supresor y con carga viral < 50 copias/ml es posible detectar pequeñas cantidades de partículas circulantes. Esta viremia residual estaría relacionada con liberación de partículas de células laténtemente infectadas y no completan nuevos ciclos infectivos.

El virus de la inmunodeficiencia humana constituye una gran preocupación desde el punto de vista médico, político y social; en lo económico, se han movilizado innumerables recursos, de manera que se requiere de la acción conjunta de los gobiernos y las autoridades de salud para lograr su control.

Por otra parte, el personal de la salud debe mantener constantes interés y motivación para incorporar los conocimientos actuales sobre esta enfermedad, para brindar a los pacientes una mejor atención de forma integral y evitar las lamentables e injustificables reacciones de rechazo hacia las personas que portan el virus.

El sida es el estadio final de una enfermedad crónica trasmisible de tipo progresivo, de causa viral, en la cual se establece una relación muy diversa entre el huésped y el virus. Según progrese la inmunodeficiencia y más elevada sea la replicación viral, aparecerán entonces enfermedades oportunistas o tumores raros.[1]

Patogenia

Los virus que producen la infección por VIH son retrovirus, los cuales son virus ARN que se replican mediante un ADN intermediario, que depende del ADN polimerasa o retrotranscriptasa, proveniente del ARN y que se encuentra dentro del virión. Este conjunto enzimático permite copiar o transcribir información genética de tipo ARN a ADN. Este proceso para sintetizar una partícula a partir de una información genética en forma de ARN, solo es atribuible a estos virus.

Asimismo, la familia de los retrovirus está dividida en varias subfamilias: *oncoviridae, espumaviridae y los lentiviridae,* las cuales tienen, desde el punto de vista de sus acciones biológicas, diferentes características. Estos últimos producen inmunodeficiencia, pues causan la destrucción lenta y progresiva de las células que infectan. Dentro de este subgrupo los que provocan la enfermedad en los seres humanos son el VIH- 1 y 2, descubiertos 1983 y 1986, respectivamente.

El virus VIH- 1 tiene varios serotipos y se clasifican en 3 grandes grupos: M (*main*), O (*outlier*) y N (New, No M, No O). El primero causa la mayoría de las infecciones que registradas a escala mundial y se conocen los serotipos siguientes: A, B, C, D, E, F, G, H, J, K. Dentro de este grupo se han identificado las cepas recombinantes, las cuales han incorporado genes de combinaciones de algunas de las cepas. El grupo O aparece en cierta parte de África y tiene el inconveniente de que los exámenes de laboratorio para su detección no son sensibles y el N se ha identificado poco, generalmente en Camerún.

El serotipo que más circula en Cuba es el B. Las cepas recombinantes se asocian a la progresión acelerada a la fase de caso sida, poca respuesta a la terapia antirretroviral y no son detectadas por los equipos de lectura de carga viral y posibilidad de transmisibilidad en la población que vive con VIH, lo cual favorece el fenómeno de la reinfección.

Por su parte, el VIH-2, por ser de menor circulación mundial, tiene pocos serotipos: A, B, C y E.[1-5]

Epidemiología

La mayoría de los casos infectados en el mundo y en Cuba portan el VIH-1, el cual es más agresivo que el 2, de manera que el período que media entre la infección con el virus y el desarrollo del sida es más largo en el caso del VIH-2; sin embargo, los aspectos clínicos y epidemiológicos comparten gran similitud, por lo que en lo adelante se hará referencia a ellos de forma conjunta.

Actualmente, a pesar del incremento del número de casos en todo el mundo, ciertos países muestran una estabilidad como resultado de las campañas educativas y el trabajo de promoción en la prevención del VIH. La cantidad de hombres infectados es mayor que la de mujeres, pero estas se mantienen con un aumento progresivo. El comportamiento sexual homobisexual y el de número de casos por uso de drogas endovenosas, se mantiene con un incremento en todos los países. De forma general, el número de ingresos hospitalarios por complicaciones asociadas y la mortalidad por sida han disminuido como consecuencia del progreso del tratamiento antirretroviral y el uso más racional de la quimioprofilaxis de las infecciones oportunistas que más incidencia tienen en estos pacientes.

Vías de trasmisión

• Vía sexual

Representa la principal vía de infección en Cuba y en el mundo. Incluye las relaciones heterosexuales, así como la penetración anal, vaginal y el sexo oral; también se incrementan los hombres que tienen sexo con otros hombres, así como la presencia de alguna infección de transmisión sexual al momento de las relaciones sexuales desprotegidas.

• **Uso de sangre y hemoderivados contaminados**

Esta vía se logró controlar en Cuba y sobre ella se mantiene vigilancia epidemiológica, pero no es posible eliminar por completo la posibilidad de trasmisión, dada la existencia del período de ventana (corresponde a los primeros meses de la infección, en que las pruebas serológicas son negativas por la ausencia de anticuerpos. Por su parte, la drogadicción como vía de transmisión no es un problema de salud en este medio.

Cabe señalar que el VIH no está en el aire como otros agentes (*Mycobacterium tuberculosis*), es el contacto con las secreciones infectadas lo que resulta potencialmente contaminante, pero se toman las medidas de precaución universales para que el personal sanitario no se contamine, por lo cual no se justifican las acciones de rechazo y estigma durante la atención a estos pacientes.

- **Trasmisión de la madre al feto o trasmisión vertical**

Esta incluye 3 momentos: vía transplacentaria, durante el trabajo de parto por contaminación en el canal y lactancia materna.

El riesgo de trasmisión al feto varía entre 15 y 45 %, pero hoy día se puede reducir a 1 % con la administración de la terapia antirretroviral sumamente activa, la cual consiste en la combinación de, al menos, 3 drogas antirretrovirales. Entre los esquemas utilizados figuran: nevirapina, zidovudina y lamivudina y en caso de lograr mayor protección se recomienda usar la combinación de lopinavir/ritonavir (Kaletra), a partir de las 14 semanas de embarazo. Realizar cesárea electiva a las 39 semanas y administrar zidovudina por vía endovenosa antes del parto.

Algunos expertos recomiendan el parto transvaginal si la paciente tiene en ese momento la carga viral indetectable, pero en Cuba, según el programa se opta por la operación cesárea. Finalmente, se administra al recién nacido la zidovudina en jarabe durante 6 semanas y no lactancia materna.

Se recomienda mantener de por vida, luego del parto, la terapia antirretroviral recibida durante al embarazo, independientemente de los resultados de los estudios inmunológicos. Este último elemento ha resultado un factor determinante para mejorar la salud reproductiva de la mujer, pues le sirve para prevenir este tipo de infección en próximos embarazos.[1,6,7]

Fisiopatología

Sin duda, este es uno de los puntos más discutidos de la enfermedad y no es objetivo de esta revisión profundizar en este tema, pero en esencia, se está de acuerdo en que la infección por VIH tiene una acción sistémica por los variados efectos que ocasiona sobre las distintas células, tejidos, órganos y sistemas, en forma directa e indirecta, debido a los efectos de la inmunosupresión.

El virus del VIH infecta las células con receptor CD4, en especial a los linfocitos CD4 y los monocitos-macrófagos, lo que trae como consecuencia una depleción lenta y progresiva de dichos linfocitos a causa de la replicación viral dentro de ellos. Una vez que esta se inicia se inmortaliza en el tiempo. El organismo trata de reponer la mayoría de las células inmunológicas destruidas, pero nunca logra toda la cantidad que se destruyó. Por otra parte, las manifestaciones clínicas aparecerán cuando el equilibrio se incline a favor de la destrucción y no de la reposición celular, de manera que lleva al agotamiento del sistema inmunológico. Lo anterior explica la razón por la cual el comienzo de la terapia antirretroviral se debe de iniciar antes de que aparezcan los primeros síntomas. El hecho de inmortalizar la infección desempeña un rol importante en los reservorios del virus como lo son: el cerebro, los ganglios linfáticos y células del sistema reticuloendotelial.[1,2,5,8]

Manifestaciones clínicas

El término sida es con frecuencia mal empleado, ya que la infección por el VIH se caracteriza por una amplia variedad de fases clínicas con sus respectivas manifestaciones, tales como la infección aguda retroviral o retrovirosis aguda, así como las fases siguientes: asintomática de la infección por VIH, sintomática y por último la de caso sida.[9-12]

I. Fase de infección aguda retroviral

Se corresponde con la llegada del virus al paciente y se caracteriza desde el punto de vista clínico por 2 situaciones: puede ser asintomática, como ocurre en la mayoría de los casos, o sintomática, donde el cuadro clínico presenta síntomas muy variados, entre los cuales figuran: generales (fiebre, faringitis, linfadenopatías — cuadro parecido al de la mononucleosis infecciosa—, artralgias, mialgias, anorexia y pérdida de peso); dermatológicos: erupción eritematosa maculopapular, urticaria difusa y alopecia; gastrointestinales: náuseas, vómitos, diarrea y ulceraciones mucocutáneas; neurológicos: cefalea, dolor retroorbitario, meningoencefalitis, neuropatía periférica, radiculitis y síndrome de Guillain-Barré.

En su mayoría, como son síntomas tan inespecíficos, es frecuente que médicos y pacientes no les den importancia y a su vez sea difícil determinar con exactitud la frecuencia de este cuadro agudo; no obstante, en diferentes estudios realizados se describen entre los más comunes: fiebre asociada a fatiga, erupción eritematosa maculopapular y síndrome adénico, parecido al de la mononucleosis infecciosa. De forma general, estos síntomas tienen un período de 6 a 8 semanas aproximadamente y no requieren tratamiento específico, solo sintomático. Durante esta fase existe el inconveniente de que la serología del VIH es negativa, aunque los antígenos virales sean positivos.[13]

II. Fase asintomática de la infección por VIH u oportunistas menores

Después de la primera, el paciente pasa a la fase más larga de la enfermedad, la de portador asintomático, que en Cuba tiene una duración promedio de tan corto tiempo como de un año y tan larga como de 8,5 años, aunque los nuevos tratamientos la prolongan cada vez más.

De forma general, puede estar asintomático por completo o presentar un síndrome adénico con las características siguientes: más de 3 meses de evolución, con ganglios firmes pero no leñosos, móviles, no dolorosos, sin cambios en la piel que los recubre y que ocupan 2 o más regiones contiguas. Se llama linfadenopatía generalizada persistente, puede haber esplenomegalia o no y el diagnóstico en esta fase es por medio de la serología VIH, por lo cual es importante estimular por todas las vías posibles que las personas se interesen por saber su seroestatus.

III. Fase sintomática de la infección por VIH u oportunistas menores

Según pasan los años y progresa la enfermedad, le sigue la fase sintomática de la infección por VIH, la cual va a representar un período intermedio entre el portador asintomático y el de caso sida o final.

Aparecen los primeros síntomas o se presentan enfermedades relacionadas con una inmunodeficiencia subyacente, de modo que estos pacientes ya no estarán tan bien como en la fase anterior, pero los problemas no serán tan graves como en la siguiente.

Clínicamente se caracteriza por distintos síntomas: generales: malestar general, astenia persistente, síndrome febril prolongado, acompañado de sudoración nocturna y pérdida de peso que puede llegar a 10%; hematológicos: anemia y trombocitopenia, con síndrome purpúrico o sin él;

linfadenopáticos: pueden disminuir los ganglios linfáticos; respiratorios: tos seca persistente; digestivos: diarrea que puede durar más de un mes; dermatológicos: candidiasis bucal, dermatitis seborreica, herpes simple recidivante (anal o genital), herpes zóster y verrugas genitales, así como neurológicos: polineuropatía, síndrome ansioso depresivo y meningitis aséptica.

La duración de esta fase depende de diferentes factores, entre los cuales figuran: tipo de cepa viral infectante y respuesta inmunológica del huésped, entre otros.

IV. Fase sida u oportunistas mayores

Es el estadio final de la infección por VIH y se caracteriza por la aparición de infecciones oportunistas y tumores raros. Desde el punto de vista inmunológico, representa una inmunodepresión severa, con una depleción notable del número de linfocito CD4, cuya función en la respuesta inmune es bien conocida. Hay una alta replicación viral, favorecida por la debilidad del sistema inmunológico. Desde el punto de vista clínico, se considera que un paciente es un posible caso sida cuando tiene varias afecciones oportunistas mayores que así lo indiquen.[14]

Actualmente, además de las enfermedades indicadoras de sida, también se ha incluido el término sida inmunológico, el cual incluye a pacientes con número de células CD4 menor de 200 mm^3 y clínicamente asintomático; también se ha incluido en la práctica clínica el término "debut" sida para todos aquellos casos que al momento de ser detectados tienen alguna enfermedad oportunista definitoria de sida o CD4 por debajo de 200 células. Estos casos, al ser diagnosticado en esta fase tan avanzada de la infección, se asocian con una alta mortalidad por poca respuesta a la terapia antirretroviral, reacciones adversas, irreversibilidad de la infección oportunista que tenga en ese momento, así como dificultad para lograr la recuperación del sistema inmunológico.

Clasificación

Se utiliza la clasificación realizada en 1993, la cual tiene en cuenta el número de células CD4 y aspectos clínicos del enfermo, de manera que lo categoriza según el número de células CD4 en 1, 2 y 3, y desde el punto de vista clínico, en A, B y C (cuadro 1).[1,9,10,11]

Esta clasificación, a pesar de ser más actualizada, no se ha podido generalizar, pues no todos los países disponen de la técnica para determinar el número de CD4 para realizarla habitualmente, por lo que la Organización Mundial de la salud mantiene el reporte de casos por la de 1987.

Cuadro 1. Número de células y características clínicas para la definición de caso sida (1993)

Categorías según el número de CD4	Categorías clínicas		
	A	B	C (sida)
1. Más de 500/mm^3 (> 29 %)	A_1	B_1	C_1
2. 200 - 499/mm^3 (14 - 28 %)	A_2	B_2	C_2
3. Menos de 199/mm^3 (< 14 %)	A_3	B_3	C_3

Diagnóstico

Las pruebas de laboratorio que se utilizan para diagnosticar la infección por retrovirus humanos se clasifican en directas e indirectas.

• Pruebas directas

Estas facilitan el diagnóstico precoz de la infección, pues permiten detectar la presencia del virus o de sus constituyentes (proteínas y ácido nucleico) aun antes de desarrollarse la respuesta de anticuerpos frente a ellos, pero tienen el inconveniente de ser muy costosas. Entre estas se encuentran la antigenemia P24, cultivo vira y reacción en cadena de la polimerasa. Estas 2 últimas se utilizan para el diagnóstico de la infección en los niños junto con el *western blot*, por la transferencia pasiva de anticuerpos de la madre al recién nacido.

• Pruebas indirectas

Demuestran la respuesta inmune por parte del huésped y están basadas en pruebas serológicas para la detección de anticuerpos en el suero. La presencia de anticuerpos antiVIH, lejos de reflejar una exposición y erradicación inmune del virus en el pasado, significa el estado de portador actual.

Estas pruebas serológicas, a su vez, son de varios tipos:

1. Prueba de *screening* (despistaje). Serología VIH (ELISA o micro ELISA)
2. Prueba confirmatoria. Serología *western blot*
3. Pruebas suplementarias

Prueba de diagnóstico rápido de la infección por VIH (Hexagón)

Hoy día se cuenta con la posibilidad de un diagnosticador que permite conocer presuntivamente si la persona tiene infección por VIH o no. Este constituye una herramienta útil para perfeccionar el diagnóstico y la atención a grupos vulnerables, así como fortalecer la vigilancia epidemiológica en situaciones, lugares y grupos poblacionales específicos. Es de fácil aplicación, alta sensibilidad y especificidad y su desempeño ha sido probado con paneles bien caracterizados, pero esta tiene que ser confirmada con las técnicas anteriormente descritas y seguir el algoritmo diagnóstico establecido nacionalmente. A pesar de esto, es de gran utilidad en la práctica clínica, donde hay que tomar decisiones cuando está en peligro la vida del paciente como es el caso de los *debuts* clínicos o en caso de accidente ocupacional para saber el seroestatus de la fuente.

- Radioinmunoanálisis

- Inmunofluorescencia

A pesar de su especificidad no se utilizan habitualmente como métodos de diagnóstico, pues se reservan para casos que no estén bien definidos por los métodos anteriores.[15-17]

Exámenes complementarios para el seguimiento evolutivo de pacientes con VIH

Resulta importante conocer la evolución de la infección por VIH, pues desde la fase asintomática se puede predecir el progreso de la enfermedad y, por tanto, el grado de inmunodepresión. Para ello se utilizan las pruebas siguientes:

1. Pruebas para medir el nivel de replicación viral

Carga viral: determina la cantidad de ARN viral presente en un mililitro de sangre y se mide en logaritmo. Valores > 10 000 o 20 000 copias (depende del método utilizado), denotan alta replicación viral y grandes probabilidades de progresión al sida. Se debe realizar una determinación al momento del diagnóstico de esta infección y luego, una vez al año, a los pacientes que toman la terapia antirretroviral, ya que representa el principal indicador de respuesta al tratamiento. El resultado deseado de esta prueba es hacerla indetectable, es decir, que las cifras mínimas de detección del virus tengan menos de 40 copias/mL, o menos, en dependencia del equipo que se utilice.

2. Pruebas para medir el nivel inmunológico del huésped frente al virus. Conteo de leucocitos CD4

Valor normal 500 células o más, lo que equivale a 29 % o más. Según progresa la infección estas células disminuyen de forma progresiva y mantenida, aunque sin mucha expresión desde el punto de vista clínico en los estadios iniciales. Para los pacientes en la fase asintomática, se deben realizar 2 veces al año y para los que toman la terapia antirretroviral, cada 3 meses. Es el principal elemento a tener en cuenta para decidir el inicio de la terapia antirretroviral.[1,5,18]

- Prueba cutánea de la tuberculina: presencia de anergia cutánea según avanza la inmunodepresión.

- Hemograma: aparece una anemia a medida que la enfermedad progresa o puede ser como reacción adversa del uso de los antirretrovirales como la zidovudina.

- Eritrosedimentación: se acelera según empeora la enfermedad o el paciente tenga alguna infección oportunista asociada.

3. Pruebas para determinar la repercusión de la infección y de los tratamientos en los diferentes órganos y sistemas

- Radiografía de tórax: para detectar neumopatías inflamatorias y/o tuberculosis

- Radiografía de senos perinasales: determina la presencia o no de sinusitis, sobre todo maxilar.

- Pruebas de función hepática: elevación de las transaminasas por los medicamentos o por la confección con virus de las hepatitis B y C.

- Heces fecales: para buscar parásitos.

- Ecografía abdominal: para observar la presencia o no de alteraciones hepáticas, adenopatías centrales y alteraciones renales, incluyendo litiasis, principalmente en los pacientes tratados con indinavir.

- Serología: para determinar infección asintomática (sífilis, hepatitis B, hepatitis C, toxoplasmosis, *Cytomegalovirus*, micológicas).

- Punción lumbar: para descubrir una infección en el sistema nervioso central.

- Tomografía axial computarizada de cráneo: para detectar un tumor o lesión que ocupa espacio en el sistema nervioso central, como el absceso cerebral y la atrofia cerebral asociada a la demencia por sida.

- Endoscopia: para detectar una posible gastroduodenitis crónica y/o infiltración del aparato digestivo por neoplasias como el sarcoma de Kaposi, el linfoma no Hodgkin o enteritis por VIH.

- Glucemia, prueba de tolerancia a la glucosa: para detectar los trastornos de la glucemia que se presentan en estos pacientes, atribuible al uso de los antirretrovirales, principalmente los inhibidores de proteasas.

- Lipidograma, principalmente colesterol y triglicéridos: demuestra las alteraciones de estas grasas, las cuales pueden estar asociadas al uso del tratamiento antirretroviral, principalmente los inhibidores de proteasas y otros, como consecuencia de las alteraciones metabólicas que produce el propio virus en la persona infectada.

- Pruebas de función renal como microalbuminuria, cituria, creatinina y urea: son de vital importancia, ya que de forma temprana revelan el daño renal en el curso de esta infección, de manera que permite diagnosticar oportunamente la nefropatía por VIH.

- Prueba de HLA- B*5701: para determinar de ser positivo, la posible reacción alérgica si el paciente toma el antirretroviral abacavir. No se recomienda en estos casos. También se realiza la determinación de tropismo celular de correceptor para determinar el predominio del correceptor CCR5 y así poder incluir en la combinación de antirretrovirales el inhibidor de este.[1,5,18]

Evaluación en la primera consulta a pacientes con VIH/sida

Es importante realizar esta primera evaluación con toda la profundidad e integralidad posible, ya que permitirá conocer en qué condiciones clínicas se encuentra el paciente al momento del diagnóstico para poder definir así el tratamiento a seguir. Permite, además, tomarla como referencia para los cambios que luego ocurrirán según la evolución. Esta valoración incluye:

- Interrogatorio: es de gran valor conocer si ha tenido alguna infección de trasmisión sexual (con anterioridad o al momento del diagnóstico), tales como sífilis, herpes simple genital, condiloma acuminado, uretritis o vulvovaginitis en el caso de las mujeres. Si usa sustancias tóxicas como el alcohol y/o algún tipo de droga.

- Examen físico: se debe enfatizar en la determinación del peso, la talla y el índice de masa corporal, ya que son elementos necesarios para la evaluación nutricional de los pacientes y hacer una intervención temprana de haber alguna alteración. Por otra parte, el síndrome del desgaste asociado a la infección por VIH, en la cual hay una pérdida de peso involuntaria mayor de 10 %, se puede detectar tempranamente sin tener que esperar a que esté completamente instalado. También se realizará examen de la cavidad bucal, de la piel, del sistema hemolinfopoyético, de los genitales, de la región anal y de las mamas.[1]

Las mujeres deben de ser evaluadas por el ginecólogo, teniendo en cuenta las adecuaciones que hay que tener en cuenta en este sexo como la prueba citológica y la colposcopia cada 6 meses. Por otra parte, se definirá la presencia de embarazo o el riesgo preconcepcional que tiene la paciente para sugerirle el método anticonceptivo más eficaz.[19]

También se hace la evaluación de riesgo para desarrollar alguna infección oportunista, por ejemplo: convivir con gatos o ingerir carnes con poca cocción (para padecer una neurotoxoplasmosis), tener crianza de palomas (propensos a adquirir una criptococosis cerebral), crianza de aves de corral (micosis pulmonar), así como visitas o trabajo en cuevas.

Aunque el paciente no haya referido alguna infección de transmisión sexual, debe verificarse la presencia de alguna de ellas o no, pues su tratamiento y seguimiento habrá que hacerlo de forma diferenciada por la tendencia a la recidiva, no responder a los tratamientos específicos o adoptar patrones clínicos que hacen más complejas y variadas las manifestaciones clínicas habituales de presentación. Ejemplo de esto es la infección por herpes simple genital, que adopta formas de úlceras mucocutáneas muy cruentas, que se diseminan y son muy recidivantes, más que la lesión vesicular con exulceraciones. También sucede con el papilomavirus humano, en el cual las lesiones verrugosas tienden a crecer mucho y a recidivar luego de la exéresis quirúrgica.

Complicaciones

Como ya se ha aclarado, la infección por VIH ocasiona complicaciones en todos los aparatos y sistemas, pero los más afectados son el respiratorio, el digestivo y el SNC. El cuadro clínico puede ser consultado en los textos que tratan la temática, por lo que solo se relacionan las más frecuentes.[20-23]

- Respiratorias: neumonía por *Pneumocistis Jirovesi,* tuberculosis pulmonar y sinusitis repetidas

- Digestivas: cuadro diarreico crónico, enteropatía por VIH y disfagia

- Neurológicas

a) Por infección primaria del VIH: encefalitis por VIH (demencia por sida y atrofia cerebral), meningitis aséptica típica y mielopatía vascular

b) Por infecciones asociadas a la inmunodepresión: meningoencefalitis por *Cryptococcus neoformans,* neurotoxoplasmosis y lesiones tumorales por papilomavirus

- Procesos tumorales asociados al VIH: sarcoma de Kaposi, linfoma no Hodgkin y linfoma primario del sistema nervioso central

Otras de las complicaciones que deben tenerse en cuenta son: *Wasting disease,* leucoplasia vellosa bucal, herpes zóster, multidermatoma, candidiasis bucal, dermatitis seborreica e hiperpigmentación cutánea, trombocitopenia asociada al VIH, nefropatía por VIH y otras.[24-36]

Tratamiento

Actualmente no se cuenta con un tratamiento para curar esta infección, pero se ha logrado, mediante el cumplimiento de varias acciones de salud, encabezadas por el tratamiento antirretroviral, que los pacientes con VIH/sida vivan muchos años y con una buena calidad de vida. Entre dichas acciones figuran:

• Tratamientos antirretrovirales

El objetivo es disminuir la replicación del virus hasta niveles indetectables, lograr la restauración del sistema inmunológico y hacerlo más inmunocompetente. El principal criterio que se tiene en cuenta para iniciar esta terapia es determinar el número de linfocitos CD4, pero actualmente se van definiendo cada vez mejor los criterios para comenzar este tratamiento.[1,37-40]

¿Cuándo se debe iniciar la terapia antirretroviral?

- Antecedente de una enfermedad definitoria de sida
- Linfocitos CD4 con menos de 200 células
- Linfocitos CD4 entre 200-350 células
- Mujeres embarazadas, independientemente del número de linfocitos CD4
- Pacientes con nefropatía por VIH
- Pacientes con coinfección VIH/virus de la hepatitis B o C
- Carga viral mayor de 100 000 UI, independientemente del

número de linfocitos CD4
- Disminución rápida de linfocitos CD4 (más de 100 células por año)
- Riesgo elevado de enfermedad cardíaca
- Porcentaje de CD4: menos de 14
- Edad: más de 55 años
- En este caso siempre se trata de complementarlo con otro criterio
- Linfocitos CD4 +: más de 350 células y menos de 500

En cuanto a este último criterio, hoy día, los expertos que se encuentran a favor y en contra están divididos por los elementos positivos y negativos al respecto. En Cuba, no se utiliza dicho criterio.

El tratamiento antirretroviral está basado en la combinación de, al menos, 3 medicamentos que actúan en diferentes puntos del ciclo de replicación del virus del VIH y es lo se conoce como terapia antirretroviral sumamente activa, en el caso de añadirse un cuarto medicamento se dice que es una megaterapia antirretroviral.

Cabe resaltar que una pobre respuesta en el aumento de los niveles de linfocitos CD4, pero con una adecuada supresión viral, no significa que ha fallado la combinación terapéutica en el paciente y que deba cambiarse.

Por otra parte, existen varios grupos básicos de medicamentos antirretrovirales, de acuerdo con su sitio de acción:[40,41]

A. Inhibidores de la enzima retrotranscriptasa

1. Nucleósidos análogos y mecanismo de acción en general (cuadro 2): interfieren con el ciclo de vida del VIH e imposibilitan su replicación, ya que se incorporan dentro del ADN del virus y bloquean la enzima retrotranscriptasa o transcriptasa inversa, con lo cual logran detener su proceso de formación. El ADN resultante es incompleto y no puede generar nuevos virus. Para cada fármaco se conoce que base nitrogenada se fosforila y se bloquea.

2. Nucleótidos análogos

Interfieren con el ciclo de vida del VIH e imposibilitan su replicación, ya que se incorporan dentro del ADN del virus y bloquean la enzima retrotranscriptasa o transcriptasa inversa, de manera logran detener así su proceso de formación. El ADN resultante es incompleto y no puede generar nuevos virus.

El medicamento utilizado es el tenofovir (Viread), el cual se presenta en tabletas de 300 mg y se administra una diaria. Entre los efectos secundarios que ocasiona figuran: insuficiencia renal, síndrome de Fanconi y osteomalacia.

3. Nucleósidos no análogos y mecanismo de acción en general

Interfieren con el ciclo de vida del VIH e imposibilitan su replicación, ya que bloquean la enzima retrotranscriptasa o transcriptasa inversa en la célula infectada y detienen la replicación del VIH en el material genético de la célula (cuadro 3).

B. Inhibidores de las proteasas y mecanismo de acción en general

Interfieren el ciclo del VIH e impiden su replicación, a la vez que actúan en la última etapa de la replicación del virus, bloquean las enzimas proteasas e impiden a este fraccionarse en pedazos más cortos, ensamblarse y abandonar la célula infectada (cuadro 4 a y cuadro 4 b).

Estos son los únicos grupos de medicamentos con los que se puede realizar el efecto de booster o refuerzo. Para ello el ritonavir es el más utilizado para lograr dicho efecto y tiene la ventaja de que cuando se emplea de esta forma, las dosis de las combinaciones son menores y es más potente el efecto terapéutico para lograr una mayor supresión de la replicación viral y las reacciones adversas son menos frecuentes.

Todos producen el síndrome de la lipodistrofia, caracterizado por desgaste de las extremidades, pérdida de la grasa de la cara joroba de búfalo, piel más fina, fatiga, disminución de la líbido, hipertensión arterial, hiperglucemia y elevación del colesterol, entre otros.

Actualmente, muchos de estos medicamentos que pertenecen al grupo de los inhibidores solo se recomiendan en forma de booster.[38-40]

C. Otros grupos de medicamentos antirretrovirales aprobados (cuadro 5)

Combinaciones recomendadas

- Un inhibidor de la retrotranscriptasa (no análogo) y 2 inhibidores de la retrotranscriptasa (nucleósidos análogos).

- Un inhibidor de proteasas y 2 inhibidores de la retrotranscriptasa (nucleósidos análogos).

Partiendo de estas combinaciones, hay que cumplir los protocolos sugeridos internacionalmente, según la disponibilidad en cada país. Se prefieren los esquemas de primera línea que incluyan un inhibidor no análogo de la retrotranscriptasa y como segunda línea un inhibidor de proteasa.

Combinaciones que no deben administrarse

- DDI + DDC
- DDC + 3TC
- DDC + D4T
- AZT + D4T
- Saquinavir + Nevirapina
- Saquinavir + Efaviren
- Nevirapina + Efaviren

Son combinaciones en las que ya se han demostrado sus efectos tóxicos cuando se administran de forma conjunta o tienen poco efecto para lograr la máxima supresión de replicación viral desde el punto de vista terapéutico.

Una vez iniciada la terapia antirretroviral, puede aparecer el síndrome de reconstitución inmunológica, caracterizad por la reactivación y/o aparición de síntomas que hablan a favor de la actividad de alguna de las infecciones oportunistas. Se refiere que puede aparecer hasta en 2 % de los pacientes que inician la terapia antirretroviral y no significa que esta haya fallado, sino que en la medida que el sistema inmunológico se recupera es capaz de reconocer y reaccionar ante los diferentes antígenos presentes en el organismo en ese momento, por lo cual no se suspende la terapia y se puede administrar antiinflamatorios no esteroideos.[42]

Para realizar los tratamientos y los cambios necesarios, no debe descuidarse el seguimiento hemoquímico de la toxicidad de estos medicamentos.

Terapia inmunomoduladora

Tiene como objetivo fortalecer y restablecer el sistema inmunológico, se utilizan los medicamentos siguientes:

- Factor de transferencia liofilizado: (bulbo = 1 U) 1 bulbo por vía subcutánea u oral, de 2-3 veces por semana, por períodos de hasta 3 meses.

- Interferón recombinante $\alpha_2 \beta_2$ (INREC): (bulbo = 3 y 5 millones U) 1 bulbo por vía intramuscular 3 veces por semana, por períodos de hasta 3 meses. Es de gran utilidad para los pacientes con infección por herpes virus, ya sea simple o zóster, y virus del papiloma humano.

- Más recientemente, interleucina II (IL- 2) por vías endovenosa o subcutánea.

Este tratamiento se recomienda como alternativa para los pacientes que no tienen los criterios de iniciar la terapia antirretroviral, pero que ya presentan disminución del número de linfocitos CD 4 y para aquellos que a pesar de dicha terapia no logran aumentarlos.[1,5]

Para el tratamiento de pacientes con determinadas enfermedades oportunistas y tumores se deben consultar los protocolos establecidos internacionalmente al respecto.[20-24]

Quimioprofilaxis primaria y secundaria

La quimioprofilaxis ha sido otro elemento que ha influido en la prolongación de la cantidad y calidad de vida de estos pacientes. Se le llama quimioprofilaxis primaria cuando el enfermo no ha desarrollado aún la infección oportunista específica y, por tanto, se previene la afección; la secundaria es la que se realiza después que el individuo la desarrolla y, por consiguiente, su objetivo es evitar la recidiva.[44,45]

Quimioprofilaxis antituberculosis

Para iniciarla es importante descartar la posibilidad de una TB activa, por lo que se deben realizarse 2 esputos BAAR, la prueba de Mantoux, así como radiografía de tórax.

- Primaria: se administran 300 mg diarios de isoniacida, durante 6 meses y se descansa los fines de semanas, siempre y cuando el paciente no tenga factores de riesgo que favorezcan la aparición de esta afección. Para estos últimos, la indicación es por 9 meses y solo de lunes a viernes. Esto es una actualización en relación con el tema y debe asociarse con piridoxina (50 mg 3 veces/día) como profilaxis de la polineuropatía por el uso de la isoniacida.

Quimioprofilaxis contra el *Pneumocystis jiroveci*

- Primaria: cotrimoxazole (160/800 mg/día, 3 veces por semana), pentamidina aerosol (300 mg mensual), o dapsone (100 mg) + pirimetamina (50 mg, 2 veces por semana).

- Secundaria: cotrimoxazole (igual que en la profilaxis primaria) o pentamidina (aerosol) cada 15 días.

Quimioprofilaxis antitoxoplasma

- Primaria: cotrimoxazol (160/800 mg/ día, 3 veces por semana) o dapsone (100 mg) más pirimetamina (50 mg) 2 veces por semana.

- Secundaria: sulfadiacina (2 gramos cada 6 horas 3 veces por semana), pirimetamina (50 mg 1 vez a la semana) y ácido folínico (10 mg diarios).

Apoyo psicológico y social

No puede olvidarse la repercusión psicológica de la enfermedad en el individuo y que estos estados favorecen la progresión de esta según estudios de la psiconeuroinmunología. Hay que trabajar de conjunto con el psicólogo para atender las posibles reacciones ante el diagnóstico de la infección por VIH, así como para detectar tempranamente los estados de depresión y ansiedad que tan negativos resultan.

En la medida en que sean atendidos los problemas sociales de estos pacientes, mayor será su cooperación con los tratamientos, lo cual favorecerá el cumplimiento de los autocuidados y actuará como amortiguador de los acontecimientos sociales, ofreciendo así un soporte emocional que permitirá ofrecer una atención adecuada a los afectados.[46]

Tratamiento de rehabilitación física

Resulta de vital importancia la rehabilitación física de los pacientes que han sufrido alguna complicación neurológica como la neurotoxoplasmosis y tengan alguna secuela, pues los ayudará a su incorporación a la sociedad y a sus labores laborales habituales; asimismo, permitirá recuperar al paciente con síndrome de desgaste, fortalecer el sistema muscular con ejercicios aerobios y algunos de fuerza, así como prevenir determinadas molestias.

CONCLUSIONES

Con la implementación de la atención médica a las personas con VIH/sida en los consultorios médicos de la familia, el equipo de salud debe de tener en cuenta estos aspectos puntuales para brindar un servicio integral a los pacientes y definir los nuevos cambios que ha experimentado el programa.

Bibliografía.

1. Roca Goderich R, Smith Smith VV, Paz Presilla E, Losada Gómez J, Bertha Serret Rodríguez, Llamos Sierra N, et al. Temas de Medicina Interna. 4ed. La Habana: Editorial Ciencias Médicas; 2001. p. 304-21.

2. Klatt EC. Pathology of AIDS [citado 28 Sep 2013]. Disponible en: http://library.med.utah.edu/WebPath/AIDS2013.PDF

3. Fauci AS, Longo DL. The human retroviruses. En: Braunwald E, Fauci AS, Kasper DL, Hauser SL, Longo DL, Jameson JL. Harrison´s. Principles of Internal Medicine. 16th. México, DF: McGraw-Hill Interamericana; 2005. p. 1131-5.

4. Hu DJ, Pieniazek D, Mastro TD. The genetic diversity and global molecular epidemiology of HIV. En: AIDS and other manifestation of HIV infection. Madrid: Elsevier Science; 2013. p. 37-47.

5. Lamotte Castillo JA. Proceso de la infección por VIH/sida. Uso e importancia de las terapias antirretrovirales de alta eficacia (TARVAE). En: Ferrer Savigne Y, Valdés Triguero JR, Fernández Mora K, Arias Deroncerés I, Lamotte Castillo JA, Vélez Cardero S, et al. Temas de consultas sobre ITS-VIH/sida. La Habana. Editorial Lazo Adentro; 2013. p. 17-29.

6. Mitchell HK, Harry H. HIV infection. En: Laurence MT, Stephen JM, Maxine AP. Current medical diagnosis treatment. Washington, DC: Mc Graw-Hill Medical Publishing Division; 2002: 1323-53.

7. Joanes Fiol J, Isela Lantero M, Cancio Enrique I. Atención médica: conocimientos básicos para la optimización del manejo de la mujer infectada por el VIH, la embarazada y la prevención de la transmisión maternoinfantil del VIH. La Habana: Editorial Lazo; 2006.p.20-8.

8. Ahmad RS, Siliciano R. Immunology of HIV -1 infection. En: AIDS and other manifestation of HIV infection. 4th Madrid: Elsevier Science; 2003. p. 259-78.

9. Maestría de amplio acceso. Enfermedades infecciosas. La Habana: MINSAP; 2006.

10. Fauci A, Lane C. Human immunodeficiency virus (HIV) disease: AIDS and related disorders. En: Braunwald E, Fauci AS, Kasper DL, Hauser SL, Longo DL, Jameson JL. Harrison´s. Principles of Internal Medicine. 16th. México, DF: McGraw-Hill Interamericana; 2005. p. 1852-1913.

11. Vicente Peña E, Rodríguez Porto AL, Sánchez Zulueta E. Síndrome de inmunodeficiencia adquirida. En: Diagnóstico y tratamiento en medicina interna. La Habana: ECIMED; 2012.p.613-20.

12. Antela A. Historia natural y clasificación de la infección por VIH. Manual de capacitación para el manejo integral de personas adultas que viven con el VIH/SIDA para equipo de atención primaria y comunitaria en Latinoamérica y el Caribe. Washington, DC: OPS; 2004. p. 3-7

13. Zetola NM, Pilcher CD. Diagnosis and management of acute HIV Infection. Infect Dis Clin North Am. 2007; 21 (1): 19-48.

14. Finley JL, Joshi V, Smith L. General pathology of HIV infection en AIDS and other manifestation of HIV infection. Madrid: Elsevier Science; 2003. p. 723-52.

15. Stanley H, Weiss, Cowan P. Laboratory detection of human retroviral infection. En: En: AIDS and other manifestation of HIV infection. 4th Madrid: Elsevier Science; 2003. p. 143-80.

www.ingramcontent.com/pod-product-compliance
Lightning Source LLC
Chambersburg PA
CBHW071959210526
45479CB00003B/1000